Naturkosmetik selber machen – Tier- und Umweltschutz durch DIY-Kosmetik (inklusive vegane Rezepte, Make-Up-Guide und Fakten)

Helen Mitchell

Coverdesign: Anna Berger

ISBN: 9798656184816

VORWORT

Nachhaltig und vegan leben, ist der neue Trend der Zeit. Immer mehr Menschen entscheiden sich für eine pflanzenbasierte Ernährung, achten auf ihren ökologischen Fußabdruck und greifen im Drogeriemarkt lieber öfter zu Naturkosmetik. Den Tier- und Umweltschutz voll auszuleben und bewusst mit dem eigenen Körper und der Umwelt umzugehen, ist das neue trendy und setzt ein klares Statement – entgegen konventionellen Produkten und Machenschaften. Zudem zählt mehr Natürlichkeit als das neue Schön. Die alten Ideale, übermäßiger Konsum und Käufe von Produkten, bei denen man kaum noch weiß, was darin steckt, sind mittlerweile bei vielen, besonders aber bei den jungen Menschen out geworden. Ganz nach dem Motto „back to the roots" wird auch die Eigenherstellung von Naturkosmetik immer beliebter. Gleichzeitig tun Sie damit nicht nur Ihrem Körper etwas Gutes, da die Kosmetik frei von Zusätzen und Farbstoffen ist, die Allergien auslösen können, sondern eben auch noch Ihrem Geldbeutel und der Umwelt. So haben Sie gleich mehrere Fliegen mit einer Klappe geschlagen und das Beste daran: Es ist einfacher, als Sie denken. Sie brauchen keine besonderen Kenntnisse oder Skills, um sich Ihre eigene Kosmetik, die ganz persönlich auf Sie zugeschnitten ist, herzustellen. Es bedarf nur ein paar Rezeptideen und Zutaten, von denen Sie hier genug finden werden, und dann kann es auch schon losgehen.

INHALT

WAS IST NATURKOSMETIK EIGENTLICH?

Den Begriff „Naturkosmetik" haben Sie sicher schon oft gehört. In vielen Werbungen, in den Regalen der Drogeriemärkte, auf etlichen Produkten und auch in immer mehr Zeitschriften ist dieser zu finden. Mehr und mehr Influencer/innen oder YouTuber/innen berichten darüber und zeigen ihre selbstgemachte Kosmetik.

Doch Naturkosmetik ist nicht gleich Naturkosmetik. Oft wird dieser Begriff auch verwendet, obwohl das Produkt nicht aus rein natürlichen Zutaten besteht. Die Bezeichnung „Naturkosmetik" ist nämlich nicht rechtlich geschützt und somit kann sie auch irreführend verwendet werden. Sucht man nach einer Definition des Wortes, so stößt man auf die Aussage, dass es sich um Kosmetik handelt, die mit Zutaten natürlichen Ursprungs hergestellt wird. Doch legt dies noch keine rechtlichen Einschränkungen und

Anforderungen fest an die sogenannten Naturkosmetikprodukte.

Es gibt jedoch einige Tricks und Tipps, mit denen Sie herausfinden können, ob ein Produkt wirklich dazu zählt oder der Name nur ein modisches Accessoire ist. Um ganz sicherzugehen, können Sie nach dem Siegel namens BDIH suchen. Dies ist ein Naturkosmetiksiegel, welches im Jahre 2001 eingeführt wurde. Es gibt natürlich auch noch einige andere Siegel, die sich im Laufe der Jahre entwickelt haben, so zum Beispiel Demeter, Natrue, Ecocert und Cosmos. Finden Sie auf einem Produkt, was unter der Beschreibung Naturkosmetik verkauft wird, eines dieser Siegel, so können Sie es ohne Bedenken kaufen. Diese Produkte bestehen aus natürlichen und nachwachsenden Rohstoffen, die überwiegend aus pflanzlichen Stoffen bestehen.

Die am meisten verwendeten Stoffe sind dabei Mandel- oder Olivenöl, die eine gute Grundlage bilden und denen dann oftmals Aloe-Vera, Blütenwasser und Wachse hinzugefügt werden. Neben den rein pflanzlichen Rohstoffen finden sich auch oftmals tierische Stoffe in den Produkten, wie zum Beispiel Bienenwachs. Greifen Sie auf rein vegane Produkte zurück, so ist es nötig, auf Abstufungen der einzelnen Siegel zu achten und sich die Inhaltsstoffe genau durchzulesen.

Da für das Wohl der Tiere und zur Schonung der

Umwelt vegane Produkte besser geeignet sind, wird die Auswahl jedoch noch beschränkter als vorher, und Sie können nie genau wissen, ob Ihre Handcreme oder Ihre Haarspülung nicht doch an einem Tier getestet wurde. Zudem verstecken sich immer wieder tierische Produkte, die nach den Bezeichnungen nicht immer genau zu erkennen sind.

Für Bienenwachs werden unter anderem die Synonyme Cera Flava, Cera Alba oder Beeswax verwendet. Ganz besonders erschreckend ist es, dass sich harzartige Ausscheidungen der Lackschildlaus, das Skelett der Krebstiere oder Insekten in der Kosmetik verstecken. Damit Sie völlig vegane Kosmetik kaufen, achten Sie auf die Begriffe, die genau diese tierischen Zusätze verstecken. Zu Ihnen zählen Carmine, Cochenille, Chitin, Mel und Shellac.

Einige Marken, wie Lush Cosmetics oder The Body Shop, bieten zahlreiche vegane Produkte und kämpfen dabei gegen Tierversuche an. Doch da der Kauf solcher Produkte, gerade, wenn Sie für Ihre gesamte Familie einmal wieder einiges an Pflegeprodukten benötigen, sehr teuer werden kann, macht es Sinn, sich dafür zu entscheiden, die Kosmetik ganz einfach selbst herzustellen. So können Sie der Bezeichnung Naturkosmetik alle Ehre erweisen.

DIE WICHTIGSTEN FRAGEN RUND UM DIE NATURKOSMETIK BEANTWORTET

Von konventioneller Kosmetik auf Naturkosmetik umstellen – was müssen Sie dabei beachten?

Zuallererst sollten Sie wissen, ob Sie auf bestimmte Dinge, wie ätherische Öle, allergisch reagieren. Wissen Sie dies nicht, so ist es sinnvoll, mit einer kleinen Menge vom jeweiligen Öl, welches Sie verwenden, einen Test durchzuführen. Sie sollten einige Produkte kaufen oder diese noch besser selbst herstellen und diese dann erst einmal mindestens zwei Wochen verwenden. Ihre Haut benötigt dabei sicher ein wenig Zeit, um sich daran zu gewöhnen, und es könnte sein, dass Sie am Anfang den versprochenen Erfolg nicht erzielen können. Doch verwenden Sie das Produkt erst einmal weiter, auch wenn Sie zu Beginn Unreinheiten oder Irritationen auf Ihrer Haut erkennen können. Nach sechs bis acht Wochen, wenn diese Symptome dann immer noch anhalten, könnte es unter

Umständen sein, dass Sie auf einen Inhaltsstoff allergisch reagieren. Sind Sie sich nicht zu hundert Prozent sicher, so sollten Sie eventuell doch lieber zu einem Arzt gehen und eine mögliche Reaktion abklären lassen. Stellen Sie Ihre Kosmetik selbst her, so wissen Sie auch genau, wie viel von welchem Stoff darin ist, und Sie können so schneller herausfinden, worauf Sie womöglich reagieren.

Ist es überhaupt lohnenswert, Kosmetik selbst herzustellen?

Die einfache Antwort auf diese Frage lautet: JA, ist es! Das hat auch seine Gründe und diese sind zwar so simpel, aber dennoch so genial. Sie wissen, was in den Produkten steckt, und können die Zutaten so wählen, dass Sie keine allergischen Reaktionen hervorrufen. Haben Sie den Dreh heraus und schon einiges an Pflegeprodukten hergestellt, so ist es leichter für Sie, noch mehr davon herzustellen, da die Zubereitungen sich ähneln und außer die Beachtung ausreichender Hygiene kein Hexenwerk darstellen. Zudem sparen Sie auch noch Geld, insofern Sie mehrere Kosmetika herstellen und dies öfter tun. Es ist sogar gleichzeitig eine super Geschenkidee. Die Portionen können Sie so wählen, wie es für Sie passt, und auch die Duftnote können Sie intensivieren und je nach Geschmack variieren oder einfach ganz weglassen. Alle Zutaten sind leicht erhältlich und manche haben Sie sicher schon zu Hause. Also, ran an die Öle und los!

Werden die selbstgemachten Kosmetikprodukte nicht viel zu schnell schlecht?

Mit den richtigen Tricks halten auch die selbstgemachten Produkte eine ganze Weile. Da sie ohne Konservierungsstoffe gemacht sind, schaffen sie es zwar nicht so lange wie konventionell hergestellte Kosmetika, aber dennoch ist es möglich, sie für mehrere Wochen haltbar zu machen. Ein weiterer Pluspunkt, der natürlich dazu kommt, ist, dass Ihre Produkte gesünder für die Haut, die Umwelt und das Tierwohl sind, und dafür kann man eine kürzere Haltbarkeit in Kauf nehmen. Haben Sie mehrmals schon eigene Kosmetik hergestellt und verwendet, so können Sie auch extra auf Sie persönlich zugeschnittene Portionsgrößen wählen, was das Ganze noch rentabler macht. Im Kühlschrank aufbewahrt halten die meisten der Produkte teilweise bis zu vier Wochen.

ENTSTEHUNG UND GESCHICHTE DER NATURKOSMETIK

Schon in der Antike beschäftigten sich die Menschen mit der Kosmetik. Frauen im alten Ägypten sahen sich im Wasser und bemerkten, dass ihr Gesicht schmutzig und ihre Haare zerzaust waren. Daher entschieden Sie, etwas dagegen zu tun. Sie wuschen sich und kämmten ihr Haar mit Knochen.

Die Einbalsamierung der Ägypter schon 3500 vor Christus zählt als der Ursprung von Kosmetika. Verschiedene Öle und Salben wurden hergestellt, um sich damit einzureiben und das Gesicht damit geschmeidiger und schöner zu machen. Honig, Wollwachs (das als Ersatz für Bienenwachs geeignet, aber jedoch auch tierisch ist) aber auch Mandel- sowie Olivenöl wurden verwendet für die Körperpflege. Die größte Verkörperung dafür zeichnet wohl Kleopatra ab. An ihr können Sie erkennen, dass sich die Menschen bereits zu dieser Zeit ihre Gesichter bemalten. Auch Zeichnungen und Malereien aus dieser Zeit lassen darauf hindeuten, dass nicht nur für die Frauen, sondern auch für die Männer das Schminken des Gesichts völlig üblich und alltäglich war. Es galt als Zeichen der Schönheit und des Wohlstandes, sich zu schminken. Vom Mittelpunkt – Ägypten – in der damaligen Welt gelang dieses Ideal bald in die restlichen Länder und so wurde die Zeit der Kosmetik geboren. Der Erste, der Rezepte für verschiedene Kosmetika entwickelte, war der griechische Arzt und Mediziner Hippokrates. Er wendete sein Wissen und seine Erkenntnisse der Medizin bereits auf die Entwicklung verschiedener Rezepte an.

Bereits 800 vor Christus war das Volk der Etrusker, welche aus Kleinasien kamen, bereits mit der Schönheitspflege vertraut. Für sie war es selbstverständlich, sich die Haare zu kämmen, die Nägel zu lackieren oder den Bart zu rasieren. Den Römern gefiel dies sehr und somit übernahmen sie diese Art, zu leben und sich zu pflegen. Es entstand eine Mentalität der Körperpflege und der Hygiene.

Im Mittelalter kam ein weiterer entscheidender Faktor hinzu, der das nun entstandene Verhalten ein wenig abwandelte und veränderte. Die Kirche nahm immer größeren Einfluss auf die Menschen. Da sie Sexualität und Körperlichkeit als Sünde sah, vernachlässigten immer mehr Menschen ihre Pflege und ihre Hygiene. Sie haben sicherlich schon einmal davon gehört, dass die Menschen sich zu dieser Zeit nicht wuschen, sondern überparfümierten, oder dass blasse Haut als schön galt, weshalb hauptsächlich adlige Frauen mit

Schirmen durch die Schlossanlagen und Höfe gingen. Sobald man unangenehm roch, besprühte man sich mit Parfum, und sobald man etwas zu viel Sonne bekam und dadurch ein wenig zu braun wurde im Gesicht, so wurde dies gleich eingepudert mit weißem Puder. Auch die entstandenen Badestuben, welche man zu Beginn des Mittelalters noch im privaten Besitz hatte, wurden auf öffentliche Badestuben beschränkt. Doch es war nicht alles eine Art Rückentwicklung in Sachen Körperpflege. Das Dampfbad wurde im Mittelalter entdeckt und man benutzte dafür Pflanzen wie Fenchel, Lindenblüten, Salbei oder Rosmarin.

In der Renaissance, die zwar für die Wiedergeburt steht, gab es jedoch keine Wiedergeburt in Sachen der Körperpflege. Die Menschen empfanden das Waschen immer noch als sehr unangenehm und sahen es, aus Unwissenheit, teilweise sogar als krankmachend an. In England, Frankreich und Italien galt das Schminken zur Zeit der Renaissance wiederum als schön. In den restlichen Ländern sah man ein ungeschminktes Gesicht sowie blonde Haare und aufwendige Frisuren als Ideal an.

Im Barock wurde die Haarpracht etwas ausgefallener. Natürliche Haare wurden durch weiße und hoch frisierte Perücken ersetzt. Frauen schminkten wieder ihre Augen und ihre Augenbrauen, puderten ihr Gesicht und bemalten sich ihre Lippen. Ein rosiger Teint ersetzte das zuvor blasse oder natürliche Gesicht.

Als die Frau von Napoleon sich zu waschen begann, entstand ein neuer großer Fortschritt in der Hygiene. Sie war durch ihren Mann bekannt und angesehen, weshalb viele Menschen, besonders Frauen, ihre Handlungsweisen nachahmten und sie als Vorbild nahmen. Narben und Unreinheiten überdeckte man bereits, denn ein reines und sauberes Gesicht galt als schön. Zu dieser Zeit war immer noch der Oberschicht das Schminken und die meiste Körperpflege vorbehalten. Die Unterschicht hatte noch keinen oder wenig Zugang zu Kosmetika und auch nicht genug Zeit und Muße, um sich damit auseinanderzusetzen.

In den nächsten Jahrzehnten und Jahrhunderten nahm die Kosmetik sowie die Körperpflege keine große oder erwähnenswerte Rolle ein. Es wurde sich mal mehr, mal weniger geschminkt. Erst in den 20er Jahren des 20. Jahrhunderts begann sich die Kultur der Pflege zu ändern, da die sogenannten goldenen Zwanziger neuen Wohlstand hervorbrachten. Man zeichnete sich nun dadurch aus, was man hat, und so war es auch mit der Schminke für die Frau. Je mehr man davon trug und je künstlicher dies aussah, desto schöner galt man. Natürlich wurde ersetzt durch unnatürlich. Nicht nur die Mode wurde ausgefallener, bunter und hochwertiger. Kleidung aus Seide wurde damals zum Statussymbol und auch das Tragen von Spitzen war „in".

Das Gesicht musste auffällig aussehen. Die Frauen

trugen Rouge in Farben wie Orange, Rosé oder Himbeere auf, um ihre Jugendlichkeit und ihre Fruchtbarkeit nach außen zu zeigen. Die Augenbrauen mussten schmal sein und die Augen wurden dunkel angemalt. Auch die Lippen wurden durch stechende Rottöne hervorgehoben. Um dem frechen jungen Look noch eine besondere Note zu verleihen, ließen sich die Frauen Kurzhaarfrisuren machen. Den Nägeln mussten sie natürlich auch Beachtung schenken und passend zum Rest wurden diese wieder bunt, aber nicht komplett lackiert. Die obere Wölbung des Nagels ließ man frei. Man wusch sich regelmäßig und trug Parfums.

Die Betonung der Augen blieb auch im nächsten Jahrzehnt im Mittelpunkt. Wimperntusche und Lidstrich waren damals schon ein absolutes Muss. Das restliche Make-Up und die wilden Frisuren wurden zu eleganten, femininen und glamourösen Formen umgewandelt. Man schminkte sich präziser und etwas natürlicher, dabei blieben die Augen weiterhin auffällig und der Kleidungsstil änderte sich in elegant und modisch. Die Haare wurden wieder lang getragen.

Nachdem die Verwendung der Kosmetika erst richtig in Fahrt kam und Pflegeprodukte zugänglicher wurden, kehrten die Frauen in den 40er Jahren zum natürlichen Look zurück. Durch den Zweiten Weltkrieg waren viele Produkte gar nicht mehr erhältlich und man hatte oft andere Dinge im Sinn, als sich schön zu machen. Die Haare mussten so geschnitten sein, dass sie nicht störten, und so kamen sie oft ab oder wurden zusammen getragen. Daher blieb eine Weiterentwicklung in diesem Jahrzehnt mehr oder weniger aus und es galt einfach als schön, natürlich zu sein.

Nach dem Krieg, in den 50er Jahren, begann sich das Blatt dann zu wenden. Die Wirtschaft erholte sich langsam und die Kosmetikindustrie boomte. Durch viele neue Erfindungen von Produkten und durch eine große Produktionsweite erreichte man nach und nach einen enormen Teil der Bevölkerung. Es wurde und konnte wieder Wert auf das Äußere und so auch auf ordentliche und gebügelte Kleidung gelegt werden. Die Haare wurden wieder länger wachsen gelassen und man frisierte sie ordentlich. Es gab nun auch wieder mehr Friseurläden und Schönheitssalons. Sich dort verwöhnen und hübsch machen zu lassen, galt als Status und wurde angesehen. Die Körperpflege stieg auf ein neues Level an. Man blieb beim eleganten, aber eher natürlichen Look.

Ganz anders war dies in den 60er und 70er Jahren, die bekannt für farbig auffälligen Lidschatten, wilde Frisuren und einen freizügigeren bunteren Kleidungsstil sind. Die rebellischen Bewegungen, Woodstock und die neue Freiheit sowie der Hippie-Trend sorgten dafür, dass ausgefallen und verrückt als schön angesehen wurde. Es wurden immer mehr tierische Substanzen, wie Schweinehäute, in die Cremes und in andere Kosmetika eingesetzt. Tierische Substanzen verwendete man, da man ihre Funktion herausgefunden hatte und die Nachfrage an Kosmetika so hoch wurde, dass ein zuvor nie da gewesener Bedarf nun gedeckt werden musste – dies tat man eben mit billiger Herstellung und Abfallprodukten. Glitzer war ebenso beliebt und der Trend künstlicher Wimpern und Augenbrauen kam auf. Auch die Haut musste wieder rosiger und frischer wirken, weshalb man zu farbigerem Rouge griff als in den Jahrzehnten zuvor. Rebellisch, verrückt und selbstbewusst sah die Frau der 60er und 70er Jahre aus.

In den 80er Jahren gelang es schließlich, die Stoffe, besonders in Cremes, so zu dosieren und zu nutzen, dass sie von der Haut aufgenommen wurden. Ein neuer Trend, das Anti-Aging, gewann an enormer Resonanz. Die jungen Hippie-Mädels mussten schließlich langsam etwas gegen ihre alternde Haut unternehmen und so wurde alles, was zur Verjüngung helfen sollte, besonders beliebt. Der Lidschatten blieb weiterhin schrill und stach hervor. Neonfarben wurden „in“ und Lippen und Wangen ließ man noch im Look der vergangenen zwei Jahrzehnte.

Seit den 90er Jahren zeichnet sich der Trend zur Individualität ab. Die Kosmetik ist seither für alle Schichten der Bevölkerung zugänglich und in einer enormen Vielfalt vorhanden, sodass sich jeder seinen eigenen Stil auswählt und für ihn steht. Die verschiedenen vergangenen Variationen lassen ein großes Spektrum an Inspiration zu. Das Motto des neuen Zeitalters ist lediglich, dass das Gesamtbild stimmen und alles zusammenpassen muss.

Vom Kleidungsstil über die Lebenseinstellung bis hin zur Verwendung der Kosmetika sollten eine klare Linie und ein eigener Look erkennbar sein. Durch den übermäßigen Konsum und die rasante Zunahme der Weltbevölkerung wurden die Verwendung tierischer Inhaltsstoffe und die Versuche an Tieren mehr und mehr zum Thema der modernen Gesellschaft. Da die meisten Hersteller auf eben genau solche Methoden zurückgreifen – aus verschiedenen Gründen –, steuern Verbraucher/Innen dem entgegen, indem sie auf vegane oder sogar selbstgemachte Kosmetik umsteigen. Die Nachfrage danach steigt und dadurch auch der bewusste Umgang mit den Ressourcen.

WARUM IST NATURKOSMETIK SO GUT FÜR DIE UMWELT?

In der Kosmetikbranche verbietet zwar seit dem Jahre 2013 ein Gesetz Versuche an Tieren, doch bietet die Naturkosmetik für Sie persönlich dahingehend, dass sie schon länger auf Versuche jeglicher Art verzichtet, eine bessere Alternative. Bestandteile von Tieren sind in konventioneller Kosmetik ebenfalls nicht komplett verboten. So dürfen zwar keine Teile von toten Tieren mehr verwendet werden, jedoch sind Stoffe wie Bienenwachs oder auch Bestandteile der Milch immer noch erlaubt. Das Bienenwachs bewirkt, dass die Kosmetikprodukte eine bestimmte Konsistenz erhalten. Milch wird in verschiedenen Formen, wie Milchlipide oder Milchzucker, in die Pflegeprodukte eingesetzt und soll die Haut stabilisieren, da sie einen Säureschutzmantel bildet.

Dies soll sogar bei Neurodermitis helfen. Wollen Sie also vegane Kosmetik kaufen, so achten Sie auf bereits genannte Siegel und Bezeichnungen, die für tierische Stoffe stehen, um zu vermeiden, dass diese in den von

Ihnen gekauften Produkten verwendet werden. Außerdem finden Sie am Ende des Buches noch mehr tierische Stoffe, die es gilt in Ihren Kosmetika zu vermeiden.

Auch allergische Reaktionen und Unverträglichkeiten treten bei immer mehr Menschen auf, und das besonders durch kosmetische Produkte. Greifen Sie auf vegane Naturkosmetik zurück, so ist diesen keine Chemie hinzugefügt und das Risiko einer Allergie sinkt erheblich. Wie bei der Lebensmittelindustrie, so werden auch in der Kosmetikindustrie immer mehr und mehr Stoffe in die Produkte gemischt, von denen Sie viele vermutlich gar nicht kennen. Es ist nicht nur so, dass Sie sich wahrscheinlich nicht bei jedem einzelnen Produkt vor dem Kauf die gesamten Inhaltsstoffe durchlesen – würden Sie dies tun, so wüssten Sie sicher trotzdem nicht, was das ein oder andere Wort zu bedeuten hat.

Zudem befördert die Mineralölindustrie oftmals ihre Abfallprodukte, wie Silikone, Parabene und Paraffine, in die Kosmetik. Dies entfaltet zwar die Wirkung und so sehen Haare und Haut geschmeidig und schön aus, doch Ihren Zellen tun Sie damit keinen Gefallen! Die Feuchtigkeit wird dadurch in den Zellen gestaut und Skandale darüber, dass Parabene das Brustkrebsrisiko erhöhen oder den Hormonspiegel zum Schwanken bringen durch bestimmte Mengen an Konzentration, gab es schon unzählige. Ein Grund mehr, weshalb Sie besser zu veganer Naturkosmetik greifen sollten. Silikone sollen die Haut weich machen und werden daher Shampoos und Cremes hinzugefügt.

Verwenden Sie jedoch über einen längeren Zeitraum Produkte, die Silikone enthalten, so kann dies Ihre Haut versiegeln und dadurch wird der Austausch von Nährstoffen erschwert. Die Hautatmung wird ebenso negativ beeinflusst. Aber auch den genannten Paraffinen sind keine guten Eigenschaften zuzuschreiben, zumindest überwiegen die Schlechten. Sie können Poren verstopfen und sind, wie auch Parabene und Silikone, nicht biologisch abbaubar, wodurch sie die Umwelt verschmutzen. Ein weiterer Grund, der dafür spricht zur Naturkosmetik zu greifen, ist, dass sie kein Mikroplastik enthält. Wie Sie vielleicht wissen, nimmt jeder Mensch in einer Woche so viel Mikroplastik zu sich, wie das Gewicht einer Kreditkarte, und das ist sehr erschreckend, zumindest, sobald Sie wissen, wie sehr es unserem Körper schaden kann.

In den veganen natürlichen Produkten ist dies nicht enthalten. Greifen Sie also dazu oder machen Sie Ihre Kosmetik am besten noch selbst, so wird bald eine kleine Ecke dieser Kreditkarte aus Mikroplastik abbrechen. Haben Sie schon einmal ein Shampoo gekauft, in dem kleine Körner drin waren? Genau dies ist Mikroplastik und alles andere als gutes Peeling für Ihre Haut. Doch nicht nur der direkte Kontakt damit ist so schlimm für uns Menschen, sondern auch die Verschmutzung der Umwelt, insbesondere der Meere, Flüsse und Seen.

Durch das Abwasser gelangen diese winzigen Plastikteile in das Reich unserer Fische, welche durch ihre Nahrung unseren Abfall aufnehmen. Der Kreislauf schließt sich dann, sobald Sie einen Fisch verzehren, und so haben Sie wieder Mikroplastik in sich. Also tun Sie nicht nur Ihrer Haut etwas Gutes, sondern auch der Umwelt und den Tieren, die Sie unter Umständen noch essen.

Die Mineralien und Inhaltsstoffe in natürlicher Kosmetik werden nicht durch chemische Prozesse überarbeitet, sondern können sich frei entfalten. Dies geschieht nach dem einfachen Prinzip, sie so natürlich wie möglich zu belassen.

Immer mehr in den Vordergrund gerückt, ist das Thema der Tierversuche. Bei konventionellen Produkten werden immer noch, trotz erlassenem Verbot, Versuche an Tieren durchgeführt. Das 2013 erlassene Verbot besagt zwar, dass die Kosmetik keine Inhaltsstoffe enthalten darf, die an Tieren getestet wurden, oder dass die Kosmetik selbst nicht an Tieren getestet werden darf, doch dies gilt nur in der EU und es ist nicht allgemein festgelegt, welche Stoffe als Inhaltsstoffe gelten. Also werden Gesetze immer noch in einigen Ländern und von einigen Herstellern umgangen. In China beispielsweise gilt so ein Verbot nicht und wie oft lesen Sie noch bewusst oder unbewusst „Made in China"? Bei diesen Produkten können Sie nie genau wissen, ob Ihr Lippenstift oder Ihr Mascara nicht doch an einem Tier getestet wurde.

Doch nicht nur bei den Inhaltsstoffen sollten Sie Ihre Augen aufhalten. Auch die Verpackungen können umweltschädlich sein. Zumeist sind diese aus Plastik, doch einige Hersteller achten auf klimaneutrale Produktion oder verpacken ihre Kosmetik in Glas oder in biologisch abbaubaren Stoffen.

DIE QUALITÄTSSIEGEL UND IHRE BEDEUTUNG

An den Qualitätssiegeln können Sie erkennen, welche Pflegeprodukte Sie bedenkenlos kaufen können und wie sehr auf nachhaltige natürliche Rohstoffe bei der Produktion geachtet wurde. Das Siegel „Ecocert“ steht dafür, dass 95 % der Inhaltsstoffe einen natürlichen Ursprung haben müssen. Hinter der Bezeichnung „ökologische und biologische Kosmetik“ versteckt Ecocert, dass 95 % der Bestandteile biologisch sind. Finden Sie nur das Wort „Naturkosmetik“ auf dem Produkt, so ist nur die Hälfte der Inhaltsstoffe biologisch.

„BDIH“, eines der wohl bekanntesten Siegel, verzichtet auf künstliche Inhaltsstoffe wie Paraffine, Silikone und Parabene. Auch tote Stoffe der Tiere dürfen nach diesem Siegel nicht verarbeitet werden, doch Milch und Honig werden den Kosmetika immer noch beigefügt, was sie zumindest nicht vegan sein lässt. Honig soll antibakteriell und entzündungshemmend wirken, weshalb es noch häufig eingesetzt wird.

Das sicherste Siegel, was die strengsten qualitativen Standards erfüllt, ist „Natrue". Die Kosmetika dieses Siegels werden in drei verschiedenen Stufen eingeteilt, welche nach höher werdendem Rang einen größeren Anteil an natürlichen Inhaltsstoffen enthalten. Auf der untersten Stufe steht dabei „Naturkosmetik". Ihnen folgen Produkte mit der Bezeichnung „Naturkosmetik mit Bio-Anteil" (70 % der Stoffe sind natürlichen Ursprungs). Ganz oben auf der höchsten Stufe mit dem größten Prozentsatz an natürlichen Inhaltsstoffen ist die „Biokosmetik" mit 95 % Stoffen natürlichen Ursprungs.

DO IT YOURSELF – REZEPTE ZUM SELBSTMACHEN

Das Wichtigste vorweg

Stellen Sie Ihre eigene Kosmetik her, gibt es einiges zu beachten, damit Sie Ihrer Gesundheit durch den Herstellungsprozess nicht schaden.

Zuallererst müssen Sie natürlich nachschauen, welche Zutaten Sie brauchen für Ihre DIY-Kosmetika. Doch die Auswahl ist groß und so wie bei allem anderen, was sie kaufen, gibt es auch bei den Zutaten für Ihre Produkte einige, die qualitativ besser sind als andere, und so können Sie sogar bei den natürlichen Produkten einiges falsch machen. Am allerbesten ist es, wenn Sie regionale Produkte kaufen und dabei noch den Hersteller kennen oder wenn Sie in den Wald und auf Wiesen gehen, um nach geeigneten Kräutern und Pflanzen zu suchen. Das klingt zwar zunächst nach sehr viel Arbeit, doch wenn Sie erst einmal dabei sind, dann werden Sie schnell feststellen, dass es unglaublich viel Spaß macht, auf die Suche zu gehen und dann mit dem Gefundenen selbst etwas herzustellen. Dies bedarf einiges an Wissen über die verschiedenen

Zutaten, doch das können Sie ganz einfach in Büchern oder im Internet nachlesen. Haben Sie Lust auf etwas Gesellschaft dabei, dann suchen Sie doch einmal in Ihrer Nähe nach Wanderungen, an denen Sie teilnehmen können und bei denen es vielleicht auch noch um Wildkräuter geht. Zudem finden Sie auch hier noch einige Informationen zu ein paar der Inhaltsstoffe, die für Ihre selbstgemachte Kosmetik wichtig sind.

Machen Sie es einmal und Sie werden merken, es lohnt sich!

Ganz besonders wichtig ist es, dass Sie bei der Herstellung auf ausreichende Hygiene achten. Sie sollten unbedingt mit Maske und Handschuhen arbeiten, denn einige Öle sollten Sie besser nicht in den Mund bekommen oder zu sehr einatmen. Zudem müssen die Kosmetika sauber hergestellt werden, damit sie nicht verkeimen. Deshalb sollten Sie, bevor Sie beginnen, unbedingt gründlich Ihre Hände waschen, auch wenn Sie Handschuhe tragen. Sie müssen auch wissen, dass Ihre selbstgemachte Kosmetik wahrscheinlich nicht so lange halten wird, wie die gekaufte, da Sie keine Konservierungsstoffe benutzen. Dies ist besser für Ihre Haut, doch müssen Sie darauf achten, dass Sie immer kleine Portionen herstellen und lieber einmal öfter am Produzieren sind, als dass Ihre Kosmetik schlecht wird.

Arbeiten Sie mit neuen Stoffen, die Sie nicht kennen und bei denen Sie nicht wissen, ob Sie diese vertragen, so ist es sinnvoll, erst am Arm eine kleine Probe aufzutragen, um mögliche Allergien und Unverträglichkeiten auszuschließen. Haben Sie all diese Dinge beachtet, so kann es auch schon losgehen!

Das kleine ABC der Guten Inhaltsstoffe – Was ist was?

Aetherische Öle sind Flüssigkeiten, speziell Öle, die aus rein pflanzlichen und natürlichen Rohstoffen bestehen. Sie verleihen der Kosmetika Ihren Duft, haben alle einzeln eine besondere Wirkung und finden auch oft verschiedene Anwendungen, die über das bloße Verwenden als Kosmetika hinausgehen. Es gibt sehr viele verschiedene Arten von ätherischen Ölen, die alle meist so hoch konzentriert sind, dass Sie diese nicht zu sehr einatmen oder schlucken sollten.

Baldrian kann als Tinktur oder Extrakt verwendet werden, es kann aber auch ebenfalls in geringen Mengen den Kosmetika hinzugefügt werden. Die

Pflanze ist sehr bekannt, besonders als Arzneimittel, und hilft am besten gegen Schlafstörungen und innere Unruhe. Das ätherische Öl des Baldrians wird aus seiner Wurzel gewonnen und hergestellt.

Carnaubawachs ist das aus der Carnaubapflanze gewonnene Wachs, welche in Brasilien zu finden ist. In rohem Zustand ist Carnaubawachs gelbgrünlich oder gelb, ab und an auch ein wenig gräulich. Es ist das härteste tierische Wachs und wird daher als Ersatz für künstliche Wachse in veganer Kosmetik genutzt. Auch in Lebensmitteln wie in veganen Gummibärchen findet man dieses Wachs und man kann es unbedenklich essen.

Emulsan ist ein Emulgator, und zwar ein besonderer, da er universell ist und man ihn deshalb für viele Kosmetika verwenden kann. Er sorgt zum Beispiel dafür, dass sich bei der Herstellung von Kosmetika das Wasser mit dem Öl verbinden kann, was für einige Produkte gebraucht wird. Er wird meist bei Cremes verwendet und macht die Haut daher weich und geschmeidig.

Fluidlecithin ist, wie Emulsan, ein Emulgator, welchen

Sie für Ihre Kosmetik ebenfalls nutzen können. Dieser besteht zu einer Hälfte aus Distelöl und zu der anderen Hälfte aus Cholinphospholipid. Er kann genauso wie Emulsan eingesetzt werden.

Jojobaöl ist ein rein pflanzliches Öl, welches aus den Jojobasamen des Jojobastrauches gewonnen wird. Es enthält viele verschiedene Vitamine wie Vitamin E, Vitamin A und Vitamin B6. Es findet unterschiedliche Anwendungen und ist ein kleiner Allrounder in der Kosmetik. Für die Haare ist es dahingehend gut, da es eine Balance der Talgproduktion in den Kopfhautdrüsen schafft, wodurch es die Kopfhaut nicht austrocknet und die Haare somit eben gleichzeitig auch nicht. Durch die Vitamine ist es ebenso sehr gut für die Haut, auch für unreine Haut und Akne, da es eine der wichtigsten Vitamine enthält, die Ihre Haut braucht – das Vitamin A. Vitamin A hilft dabei, die Zellen zu erneuern, und sorgt für ihre natürliche Funktion sowie für ihr Wachstum. Auch Vitamin E ist ein wahrer Freund für Ihre Haut, denn es gibt ihr Elastizität und, was noch viel besser ist, es hilft ihr dadurch gleichzeitig, dass sie nicht so schnell und so sehr altert. Also, warum nicht auf reines Jojobaöl umsteigen oder es in der selbstgemachten Kosmetik verwenden? Denn es ist schließlich für Haut und Haare gleichzeitig ein Wundermittel.

Kokos (-öl) (-fett) (-milch). Kokos ist nicht nur geschmacklich besonders und sehr lecker, sondern auch für die Körperpflege sehr gut geeignet. Neben dem guten und intensiven Geruch steckt aber noch mehr in der runden braunen Frucht. Zum einen wirkt Kokos ebenfalls, genau wie das Jojobaöl, sehr gut gegen Hautunreinheiten, Pickel und Mitesser, da es eine antibakterielle Wirkung besitzt. Durch diese Wirkungsweise lässt sich bei Hautkrankheiten wie Neurodermitis oder auch bei der Schuppenflechte eine Verbesserung erkennen, wenn Sie an Stellen, an denen solche Hautirritationen auftreten, ein wenig Kokosöl auftragen. Kokosöl enthält zudem Palmitinsäure, welche ein natürlicher Bestandteil der Haut ist. Je älter Sie werden, desto weniger Palmitinsäure wird in Ihrem Körper produziert, weshalb es mit zunehmendem Alter besonders effektiv ist, bei der Hautpflege auf Kokosöl zurückzugreifen. Für trockene Haare ist dies ebenfalls enorm effektiv, da es Ihre Haare stabilisiert und das Öl so fettet, dass Sie bald einen Unterschied bemerken. Für diese positiven Wirkungen auf Haut und Haare sind die Mineralstoffe und Vitamine in Kokos verantwortlich. Darunter findet sich zum Beispiel Eisen, Zink, Magnesium, Kalium, Phosphor und Vitamin E.

Lavendelöl zählt zu den ätherischen Ölen und besteht, wie der Name bereits vermuten lässt, aus Lavendelblüten. Es lässt sich zum Beispiel bei Regelschmerzen, Blähungen sowie allgemein bei Bauchschmerzen und Schlafproblemen anwenden.

Mandelöl ist ein Ihnen wohl bekanntes Öl, welches Sie eventuell sogar zu Hause haben. Es wird aus Mandeln gewonnen und kann auch als Basisöl für die Herstellung der Kosmetika benutzt werden. Es ist ebenso genial für Ihre Haare wie auch das Kokosöl, denn das Mandelöl versorgt Ihre Haare mit Feuchtigkeit, beugt Schuppen und dem Austrocknen vor. Es umhüllt Ihr Haar mit einer Art Schutzfilm, wodurch es den Einfluss der Umwelt hemmt. Somit ist es ein wahrer Alleskönner und das eben auch noch, weil es für Ihre Haut ebenso gut ist wie für Ihr Haar, denn Mandelöl besitzt enorm viele Vitamine, wie zum Beispiel Vitamin E oder Vitamin B. Auch die ungesättigten Fettsäuren im Öl helfen bei der Hautpflege, da diese den Hautlipiden ähnlich sind. Reines Mandelöl ist genau wie reines Jojobaöl eine gute Alternative zu herkömmlichen Haut- und Haarpflegeprodukten. Beide Öle haben die gleiche Wirkung auf Ihre Haut und so kann das Mandelöl auch gegen Neurodermitis und Pickel angewendet werden.

Naturseife, auch Kernseife genannt, ist die Basis für Ihre eigene Seifenherstellung und eine neutrale Seife ohne Duft- und Farbstoffe, welche gehobelt in Form von Flocken mit Wasser vermischt verwendet wird und somit die ideale Basis und Konsistenz für eigene Variationen bildet.

Olivenöl ist ein Öl, was Sie sicher zum Kochen benutzen und zuhause haben. Doch wissen Sie eigentlich, wozu es noch oder überhaupt gut ist? Und vor allem, warum es so gut ist, dass es auch in der Naturkosmetik Anwendung findet? Als Zusatz im Essen ist es deshalb so gut, da es ungesättigte Fettsäuren besitzt, die wiederum gut für Ihr Herz sind und auch das Brustkrebsrisiko senken können. Es unterstützt ebenso die Abwehrkräfte und kann entzündungshemmend wirken, weshalb es zum Beispiel auch sehr gut für die Anwendung in Kosmetika, welche der Hautpflege dienen, zu verwenden ist. Auch das Olivenöl wirkt ähnlich wie Mandel- und Jojobaöl, weshalb es daher auch für Ihre Haare unglaublich gut geeignet ist.

Rosenwasser klingt nicht nur schön, es macht auch schön. Es ist ein ätherisches Öl, welches aus der rosafarbenen Rose gewonnen wird, die sogenannte *rosa centifolia*. Das Rosenwasser besitzt eine antibakterielle und entzündungshemmende Wirkung, weshalb es gut bei unreiner Haut angewendet werden kann. Zudem dient es als Inhaltsstoff in selbstgemachten Kosmetika und kann dabei als Ersatz für destilliertes Wasser genommen werden. Dies ist gar nicht so schlecht, da es gleichzeitig eine positive Wirkung auf Ihre Haut hat.

Sheabutter ist, wie Kokosfett, ebenfalls ein Fett, welches jedoch von dem Sheabaum stammt und somit zu den Pflanzenfetten zählt, was es um einiges nachhaltiger und umweltfreundlicher macht als tierisches Fett. Es enthält zum einen Vitamin E, aber auch Beta-Karotin, einige Ölsäuren und Allantoin, welche alle eine gute Wirkungsweise für Haut und Haare aufweisen. Das Allantoin zum Beispiel besitzt Eigenschaften, die entzündungshemmend, wundheilend und zellregenerierend sind, wodurch es bei Hautirritationen und allgemein bei unreiner Haut eine besondere Wirkung entfaltet. Zudem ist es ein kleiner Geheimtipp bei beziehungsweise gegen Schwangerschaftsstreifen und zur Verjüngung der Haut.

Teebaumöl ist wohl eines der bekanntesten

ätherischen Öle und findet sich aufgrund der vielfältigen Anwendung bereits in vielen verschiedenen Produkten wieder. Das Öl wird aus den australischen Teebäumen gewonnen. Bereits die Ureinwohner Australiens, die sogenannten Aborigines, erkannten die heilende Wirkung des Teebaums, weshalb sie die Flächen, welche mit diesen Bäumen bedeckt waren, „Healing Ground" nannten. Das Teebaumöl kann auf verschiedene Art und Weise angewendet werden: als Gesichtswasser für die Haut oder als Pflege für die Haare. Auch als Mundwasser ist es geeignet sowie gegen Mücken. Falls Sie im Sommer einmal wieder Lust auf einen Campingausflug haben und sich jedes Mal wieder darüber ärgern, danach von etlichen Mückenstichen geplagt zu sein, so schütten Sie einfach ein paar Tropfen des Öls in eine kleine Schale mit Wasser und Sie werden sehen, es hilft, denn Mücken mögen den intensiven Geruch nicht.

REZEPTE

Wo können Sie die Zutaten für Ihre Kosmetik kaufen?

Wie bereits erwähnt, ist es am nachhaltigsten und auch für Ihre Haut am besten, wenn Sie die Zutaten für Ihre Kosmetik ganz einfach bei einem Hersteller kaufen, den sie kennen und der regionale und biologische Produkte verkauft. Doch dies geht natürlich nicht immer, da es nicht überall solche Hersteller gibt und schon gar nicht alle Produkte, wie zum Beispiel das Teebaumöl, regional sind.

Daher lässt es sich nicht vermeiden, nach anderen Möglichkeiten zu suchen und Ihre gewünschten Inhaltsstoffe dann dort zu kaufen. Für einige Öle, vor allem für ätherische Öle, ist es möglich und auch ratsam, diese in der Apotheke zu kaufen und auf reine Produkte zu setzen. Dort finden Sie viele verschiedene Produkte wie Teebaumöl, Lavendelöl oder auch das Jojobaöl. Achten Sie dennoch auf Qualitätssiegel und darauf, wie hoch die einzelnen Konzentrationen sind.

Sie erhalten diese Produkte rezeptfrei und auch online. Neben der Option, Ihre Zutaten in der Apotheke zu kaufen, können Sie diese auch bei Herstellern wie „Ecco Verde“ erhalten. Dieser Anbieter ermöglicht es Ihnen ebenfalls, online zu bestellen, und besitzt sogar eine gesamte Kategorie der DIY-Produkte. Dort finden Sie eine Reihe an Inhaltsstoffen, die Sie verwenden können. Von Kakaobutter und Sheabutter über Kokosöl und auch exotischere Alternativen wie Mangobutter bis hin zu verschiedenen Ölen finden Sie hier einiges.

Sogar spezielle ätherische Öle, wie das Karottenöl oder das Neemöl, können Sie erhalten. Das Neemöl ist ein Öl, welches aus dem Niembaum gewonnen wird. Dies ist ein afrikanischer Baum, der Steinfrüchte trägt. Das Öl können Sie zur Anwendung bei Parasiten nehmen, auch auf Ihrem eigenen Körper. Zudem können Sie einige Tropfen davon in Ihre Kosmetika füllen. Sie können auch pflanzliches Glycerin oder Vitamin E dort erhalten, welches sich ebenfalls in Ihre Kosmetika mischen lässt. Zudem bietet Ecco Verde die Möglichkeit an, die gesuchten Produkte nicht nur nach ihren Eigenschaften zu filtern, sondern auch nach den Zertifikaten.

Damit können Sie Ihre Suche beschränken auf die Produkte, die wirklich biologisch, vegan und plastikfrei sind. Auch palmölfreie und laktosefreie Produkte werden angeboten. Es gibt natürlich noch viele andere

Onlineseiten, die extra Produkte für die Herstellung von Kosmetik anbieten. Darunter fällt zum Beispiel „Mooserde", welche kategorisiert verschiedene Stoffe anbietet. Besonders Öle sind dort zu finden. Sie können aber auch Aufbewahrungsbehälter bei Mooserde erhalten. Auf der Seite „Meine Kosmetik" sind so gut wie alle Zutaten, die Sie benötigen, aufgelistet und können dort gekauft werden. Das Gute an dieser Seite ist, dass Sie dort nach dem Alphabet sortiert die verschiedenen Inhaltsstoffe finden. Sie können natürlich alles im Internet bestellen, aber auch in Bioläden in Ihrer Nähe oder einfach in Drogeriemärkten schauen, ob Sie die für Ihre Kosmetik benötigten Stoffe dort finden.

Hautcreme – Basiscreme selbst machen

Eine Hautcreme herzustellen, ist recht leicht, denn das Grundprinzip ist immer das gleiche, die Zutaten können Sie je nach Vorliebe oder Geldbeutel wählen.

Um 50 Gramm Hautcreme herzustellen, benötigen Sie folgende Zutaten:

Zutaten:

250 ml Wasser aus der Leitung

30 ml Wasser – dies sollte am besten Rosenwasser oder destilliertes Wasser sein, es kann aber auch abgekochtes Leitungswasser sein, wenn Sie keines der anderen Produkte besitzen oder kaufen möchten

15 ml Pflanzenöl, welches als Basisöl dient – bei normaler Haut bietet sich Distelöl, Arganöl oder Traubenkernöl an, bei sehr trockener Haut ist es besser, Kokosöl oder Mandelöl zu verwenden. Außerdem können Sie auch Sesam-, Oliven-, Raps-Lein- oder Mandelöl wählen.

3 Gramm eines Emulgators – dies kann Emulsan oder Fluidlecithin sein. Den Emulgator benötigen Sie, um das Wasser und das Öl miteinander zu verbinden.

2 Gramm Carnaubawachs, Kakaobutter, Rosenwachs oder vegane Sheabutter

3 bis 4 Tropfen eines ätherischen Öls – dabei können Sie wählen, was Sie wollen

Geräte und Sonstiges:

Hochprozentigen Alkohol oder Essigreiniger zum Säubern der Geräte

Ein Thermometer

Einen Pürierstab

Zwei hitzebeständige Schalen für das Wasserbad

Einen Topf, in den die zwei Schalen passen

Leere Gefäße zum Abfüllen, zum Beispiel Gläser

Vorbereitung:

Zuallererst sollten Sie alle Geräte und Ihre Arbeitsfläche sorgfältig reinigen und desinfizieren. Auch Ihre Hände müssen Sie waschen und am besten desinfizieren. So ist die Bildung von Bakterien und Pilzen ausgeschlossen.

Zubereitung:

1. Die Fett-Phase

Bringen Sie die 250 ml Leitungswasser (nicht das destillierte Wasser oder Blumenwasser) zum Köcheln und stellen Sie anschließend eine der hitzebeständigen Schalen darauf, sodass Sie nun ein Wasserbad geschaffen haben.

Danach geben Sie das von Ihnen gewählte Wachs hinein und warten, bis es schmilzt.

Als Nächstes füllen Sie das Pflanzen- beziehungsweise Basisöl und den Emulgator dazu.

Nehmen Sie den Topf vom Herd und lassen Sie ihn auf 40 Grad abkühlen, was Sie mit Ihrem Thermometer messen können.

2. Die Wasser-Phase

Erwärmen Sie nun das destillierte Wasser oder das Blumenwasser, indem Sie es in der zweiten Schale einfüllen und diese dann in das Wasserbad stellen. Das Wasserbad sowie die Schale mit dem Wachs, dem Pflanzenöl und dem Emulgator sollten eine Temperatur von circa 40 Grad haben.

Haben Sie beide Schalen auf die richtige Temperatur erhitzt, kippen Sie die Schale mit dem destillierten Wasser oder dem Blumenwasser in die Schale mit dem Wachs, dem Pflanzenöl und dem Emulgator. Dann können Sie beide Schalen aus dem Wasserbad nehmen. Anschließend müssen Sie gleich mit dem Pürierstab beides vermischen, sodass es eine gleichmäßige Masse ergibt. Sobald die Mischung cremig wird, ist sie fertig. Dann kann mit dem von Ihnen gewählten Öl eine Duftnote verliehen werden.

Damit Sie Ihre Creme nun verwenden können, füllen Sie diese in Ihre Gläser oder in andere Aufbewahrungsbehältnisse. Achten Sie dabei darauf, dass Sie einen desinfizierten Löffel benutzen. Ein kleiner Tipp: Beschriften Sie Ihre Creme mit dem Herstellungsdatum.

Aufbewahrung:

Ihre Creme ist nun innerhalb von zwei bis drei Wochen zu verbrauchen, was bei dieser Menge auch möglich sein sollte. Sie sollten Sie idealerweise im Kühlschrank aufbewahren.

Löwenzahn – Der Superheld der Wildkräuter

Sie kennen ihn sicher seit Ihrer Kindheit und haben ihn eventuell schon einmal genutzt – den Löwenzahn. Er hat überaus viele positive Eigenschaften, die meisten von Ihnen sind uns jedoch eher unbekannt. Das Beste an ihm ist, dass er komplett essbar ist, und er hilft auch beim Abnehmen. Allein diese Eigenschaft macht ihn zum Super-Wildkraut. Zudem kann er als Kaffee-Ersatz und als Sirup verwendet werden. Er stärkt Ihre Abwehrkräfte, hilft gegen Magen- und Verdauungsbeschwerden, gegen unreine Haut, gegen Nierenerkrankungen sowie gegen Zahnschmerzen und vieles mehr. Ein wahrer Superheld, dieser Löwenzahn, und das Beste an ihm: Man findet ihn überall!

Um eine Creme oder eine Salbe mit selbstgepflücktem Löwenzahn herzustellen, ist es wichtig zu wissen, wann man ihn findet. Der Löwenzahn beginnt im März oder April langsam seine Blüten zu entfalten. Im Mai sollten Sie schon viele blühende Pflanzen erkennen. Ist es trocken und sonnig draußen, ist die beste Zeit zum Ernten gekommen. Am Nachmittag oder nachdem der Tau an den Blüten getrocknet ist, können Sie den Löwenzahn sammeln gehen. Nachdem Sie dies getan haben, kann es auch schon losgehen!

Herstellung des Basisöls aus Löwenzahn

Um ein Basisöl aus Löwenzahn herzustellen, benötigen Sie in erster Linie so viele Löwenzahnblüten, dass Sie mit Ihnen ein Glas füllen können. Diese müssen Sie nicht trocknen, bevor Sie sie verwenden. Neben einem Glas benötigen Sie noch Wasser, einen Topf, ein Thermometer und einen Herd.

1. Nehmen Sie die gesammelten Blüten und füllen Sie diese in ein Glas. Danach gießen Sie ein von Ihnen gewähltes Pflanzenöl dazu, sodass das gesamte Glas bis oben hin gefüllt ist. Dazu eignet sich am besten Oliven-, Sesam-, Mandel- oder auch Sonnenblumenöl.

2. Füllen Sie nun einen Topf mit Wasser und erhitzen Sie ihn auf 80 bis 90 Grad. Dann stellen Sie das Glas hinein, um das Öl mit den Blüten zu erwärmen. Sie können das Öl und die Blüten auch in ein anderes hitzebeständiges Gefäß stellen.

3. Nun müssen Sie alles zwei Stunden ziehen lassen. Das Wasser sollte dabei die Temperatur ungefähr halten.

4. Nachdem Sie dies getan haben, nehmen Sie das Gefäß mit dem Öl und den Blüten aus dem Wasser und lassen es abkühlen. Dann lassen Sie es für zwei bis vier

Tage an einem schattigen und warmen Ort nochmals ziehen.

5. Als Letztes füllen Sie, nach den zwei bis vier Tagen, Ihr Öl in ein dunkles Gefäß. Am besten eignet sich dafür eine dunkel gefärbte Flasche.

Das Öl dient Ihnen nun als Basisöl für Ihre Löwenzahncreme. Sie können es aber auch so, wie es nun ist, als Massageöl verwenden. Es hält, insofern Sie gut haltbares Pflanzenöl zu den Blüten zugefügt haben, für neun bis zwölf Monate.

Herstellung von Salbe und Creme aus Löwenzahn

Um eine Creme mit Löwenzahnöl herzustellen, können Sie das vorangegangene Rezept verwenden und anstatt eines gekauften Pflanzen- beziehungsweise Basisöls verwenden Sie einfach Ihr hergestelltes Öl mit Löwenzahnblüten.

Eine Salbe aus dem Öl können Sie mit diesem Rezept einfach herstellen:

Sie benötigen:

Ein Glas zur Aufbewahrung

100 ml Ihres selbstgemachten Öls

2-3 Gramm Carnaubawachs, Sheabutter, Kakaobutter oder Rosenwachs

20 Gramm Softisan649 (veganer Wollwachsersatz)

Wasser und einen Topf für ein Wasserbad

Eine hitzebeständige Schale

So geht`s:

Füllen Sie alle Zutaten in eine hitzebeständige Schale und stellen Sie diese in das bereits vorgewärmte Wasserbad, so lange, bis alles geschmolzen und verflüssigt ist.

Nachdem dies passiert ist, können Sie die Schale aus dem Wasser holen. Kleiner Tipp: Nehmen Sie vorher ein wenig Salbe heraus und lassen Sie diese abkühlen, um zu sehen, ob sie die richtige Konsistenz hat. Ist Ihre

Salbe noch zu weich, so füllen Sie ein wenig mehr Wachs oder Lanolin hinzu. Ist sie jedoch zu hart, so können Sie die Salbe mit ein wenig Öl erweichen. Als Letztes füllen Sie Ihre Salbe in ein Glas und verschließen dieses sorgfältig. Nun ist Ihre selbstgemachte Salbe aus Löwenzahn fertig und Sie können sie genießen!

Deodrant als Creme aus Natron und Kokosöl

Es gibt wohl mitunter nichts Nervigeres, als wenn Sie mal wieder sehen, dass Ihr Deodorant leer ist, Sie es aber gerade unbedingt benötigen. Was auch noch dazu kommt, ist dann oft, dass das gekaufte Deodorant gar nicht die erhoffte Wirkung erzielt. 48 Stunden Halt steht zwar darauf, doch ist es oft nicht drin. Zudem wissen Sie auch dort nicht, welche Stoffe hinein getan wurden, ob diese Ihrer Haut überhaupt guttun oder ob sie vielleicht doch nur billige Füllstoffe sind, die Ihre Schweißdrüsen womöglich noch verstopfen. Also empfiehlt es sich auch hier, aus einigen natürlichen Zutaten Ihr eigenes Deodorant herzustellen. So wissen Sie auch, wie viel Sie benötigen und wie lange dies hält. Die Zutaten haben Sie vielleicht sogar schon fast alle zu Hause und die Herstellung ist auch ganz einfach. Sie können mit der folgenden Anleitung eine Creme herstellen, die Ihnen dann als Deodorant dient.

<u>Zutaten:</u>

2 TL Natron

2 TL Kartoffel- oder Maisstärke

2 TL Kokosöl

10 Tropfen eines ätherischen Öls Ihrer Wahl, um einen Duft hinzuzufügen

Geräte und Sonstiges:

Eine Schüssel

Ein Teelöffel

Ein Gefäß zur Aufbewahrung des Deodorants

Zubereitung:

1. Vermischen Sie die Stärke mit dem Natron in der Schüssel.

2. Fügen Sie nun nach und nach das Kokosöl hinzu. Ist die Konsistenz so, dass Sie das Deodorant gut auftragen können (also eine cremige Masse entstanden ist), so müssen Sie nicht noch mehr Öl hinzufügen.

3. Als Nächstes können Sie wahlweise 10 Tropfen Ihres ätherischen Öls hinzugeben und anschließend alles gut verrühren.

4. Nun müssen Sie Ihr Deodorant nur noch in Ihren Aufbewahrungsbehälter füllen und es ist bereit zum Benutzen!

Deospray schnell und einfach selbstgemacht

Auch das Deospray können Sie einfach selbst herstellen, was sogar noch einfacher ist, als eine Creme herzustellen. Viele Menschen bevorzugen das Spray, da es ein wenig handlicher ist, als sich eine Creme aufzutragen – und ist die Packung dann wieder leer, können Sie sie schnell auffüllen, ohne dafür zur Drogerie zu fahren oder zu warten, bis diese geöffnet ist.

Zutaten:

1 TL Natron

90 ml Wasser aus der Leitung zum Abkochen oder destilliertes Wasser

5 bis 10 Tropfen eines ätherischen Öls Ihrer Wahl

Geräte und Sonstiges:

Ein Topf

Eine Sprühflasche, um das fertige Deodorant abzufüllen

Ein Thermometer

Zubereitung:

1. Kochen Sie das Wasser ab, insofern es kein destilliertes Wasser ist.

2. Warten Sie, bis die Temperatur auf unter 50 Grad gesunken ist, um nun das Natron hinzuzugeben. Dann können Sie beides gleich in die Sprühflasche füllen.

3. Geben Sie anschließend Ihr ätherisches Öl hinzu und schütteln Sie alles gut durch.

Fertig ist Ihr selbstgemachtes Deospray!

Entgiftungscreme zum Giftstoffe Ausleiten

Falls Sie beispielsweise bisher immer Deodrant mit einem hohen Aluminumgehalt verwendet haben, ist es an der Zeit diese Giftstoffe wieder aus Ihrem Körper zu verbannen. Dafür können Sie ganz einfach eine Entgiftungscreme herstellen, die Ihren Körper wieder in entgifteter und wohlduftender Form erquicken lässt.

Zutaten:

1 Handvoll Brennnesselblätter

10-20 Tropfen ätherisches Melissenöl

25 Gramm Sheabutter

Geräte und Sonstiges:

Ein Topf

Einen Aufbewahrungsbehälter

Ein Thermometer

Zubereitung:

1. Erhitzen Sie einen Topf voll Wasser bis dieses kocht. Fügen Sie die Brennnesseln hinzu, gehen Sie dabei ganz nach ihrem Gefühl, welche Menge Wasser Sie verwenden.

2. Nun lassen Sie die Brennnesseln eine Weile ziehen.

3. Anschließend lassen Sie die Sheabutter im Wasserbad schmelzen.

4. Nun fügen Sie so viel Brennnesselsud (nachdem Sie ihn abgeseiht haben) der flüssigen Sheabutter zu, wie sie aufnimmt. Dabei immer rühren. Wasser und Fett sollen annähernd die gleiche Temperatur haben.

5. Im letzten Schritt geben Sie diesem Sheabutter-Brennnessel-Gemisch das ätherische Öl der Melisse bei und fertig ist die Entgiftungscreme.

Diese Entgiftungscreme macht ihren Körper basisch und kann täglich angewendet werden.

How to – Shampoo

Shampoo selbst zu machen ist einfacher, als Sie denken, und geeignet für jeden Geldbeutel. Sie vermeiden außerdem unnötiges Mikroplastik und Schadstoffe. Die Grundlage für Ihr Shampoo, die sogenannte Seifenlauge, ist zudem immer gleich, was es so leicht macht.

Seifenlauge – Zutaten und Zubereitung

Für die Grundlage des Shampoos benötigen Sie:

250 ml destilliertes Wasser, Rosenwasser oder abgekochtes Leitungswasser

15 g neutrale Seife in Form von Flocken oder feste Naturseife, auch Kernseife genannt, die mit einem Küchenhobel in Flocken gerieben wird

Ein Topf

So geht's:

Für die Herstellung der Grundlage müssen Sie lediglich das Wasser erhitzen, die Flocken vorher einfüllen und warten, bis sie gelöst sind. Schon ist die Seifenlauge fertig!

Shampoo mit Lavendelöl oder Teebaumöl

Zutaten und Geräte für Shampoo mit Lavendelöl:

250 ml Seifenlauge

25 ml Lavendeltinktur

25 Gramm getrocknete Lavendelblüten

5 bis 10 Tropfen Lavendelöl

150 ml Wasser

Ein leeres Aufbewahrungsgefäß

Ein Topf

Zutaten und Geräte für Shampoo mit Teebaumöl:

250 ml Seifenlauge

5 bis 10 Tropfen Teebaumöl

Aufbewahrungsgefäß

Zubereitung:

Beim Shampoo mit Teebaumöl müssen Sie lediglich

das Teebaumöl in Ihre Seifenlauge tropfen und dies in ein Aufbewahrungsgefäß tun. Beim Shampoo mit Lavendelöl müssen Sie folgende Schritte unternehmen:

1. Übergießen Sie die Lavendelblüten mit 15 ml kochendem Wasser und lassen Sie dies anschließend für drei Stunden ziehen.

2. Gießen Sie nun das Wasser ab, und zwar in ein Gefäß, in dem Sie dann das Lavendelöl und die Lavendeltinktur hineingeben.

3. Anschließend geben Sie noch die Seifenlauge dazu, die Sie vorbereitet haben, füllen alles in Ihr leeres Aufbewahrungsgefäß und schon ist es fertig!

Simple Haarkuren für jeden Haartyp

Ob fettiges, trockenes oder strapaziertes Haar – für alles gibt es die perfekten natürlichen Haarkuren, die auch noch simpel herzustellen sind. Drei simple, aber effektive Rezepte finden Sie hier!

Die Meersalz-Haarkur, gut für fettiges Haar

Zutaten und Geräte:

250 ml Wasser

1 EL Meersalz

Eine Schüssel zum Anrühren

Zubereitung:

Mischen Sie das Meersalz mit dem Wasser und geben Sie diese Masse nun in das nasse oder feuchte Haar. Nach 10 bis 15 Minuten können Sie es auswaschen und schon haben Sie Ihrem Haar etwas Gutes getan.

Die Kokosöl-Haarkur, wohltuend für trockenes, strapaziertes Haar

Zutaten und Geräte:

50 ml Kokosöl

½ Zitrone, die Ihrem Haar Glanz verleiht, Sie können aber auch nur Kokosöl verwenden

Eine Schüssel zum Anrühren

Zubereitung:

1. Erwärmen Sie das Kokosöl so, dass es flüssig wird.

2. Pressen Sie die Zitrone und geben Sie diese zum Kokosöl.

3. Tragen Sie die Masse nun auf das nasse oder feuchte Haar auf und waschen Sie es nach 10 bis 15 Minuten aus. Fertig ist die natürliche Haarkur.

Die Avocado-Haarkur, das Superfood als Allrounder für trockene Haare

Zutaten und Geräte:

½ Avocado

1EL Olivenöl

1 Spritzer Zitrone

Eine Schüssel zum Anrühren

Zubereitung:

1. Zerkleinern, zerdrücken oder pürieren Sie die Avocado.

2. Vermengen Sie das Olivenöl, einen Spritzer Zitrone und die zerkleinerte Avocado miteinander.

3. Tragen Sie nun die Masse in Ihr feuchtes oder handtuchtrockenes Haar auf und spülen Sie diese nach 10 bis 15 Minuten gründlich aus. Fertig!

Die Brennnessel-Haarkur für schnelles Haarwachstum

Zutaten und Hilfsmittel:

1 Handvoll frische Brennnesseln

1 TL Kokosöl

250 ml Wasser

33 EL Kaffeesud bei braunem Haar bzw. 1 Eigelb bei blondem Haar

1 EL Honig

1 leere Shampoo-Flasche

Etwas zum zerkleinern

Zubereitung:

1. Zerkleinern Sie die Brennnesseln und lassen Sie sie 15 Minuten zugedeckt in Wasser kochen.

2. Nach dem Abseihen füllen Sie das Wasser in eine Shampoo-Flasche und mischen Sie sie mit den restlichen Zutaten.

3. Das Gemisch in der Shampoo-Flasche gut schütteln, dass sich alles gut vermischen kann.

4. Nun können Sie die Haarmaske im angefeuchteten Haar verteilen und für fünf Minuten einwirken lassen.

5. Spülen Sie die Haarmaske gut aus und lassen Sie sich vom Ergebnis positiv überraschen.

Das Brennnessel-Haarwasser, fördert die Durchblutung

Sie brauchen dafür nicht viele Zutaten:

1 Handvoll Brennnesselwurzeln

Ein paar Birkenblätter

Zubereitung:

1. Geben Sie di Brennnesselwurzeln in 0,5 Liter kaltes Wasser und lassen Sie es aufkochen.

2. Stellen Sie den Topf auf die Seite, geben Sie die Birkenblätter hinzu und lassen Sie das Gemisch abkühlen.

3. Der letzte Schritt ist ganz einfach: seihen Sie das Wasser ab.

Nun können Sie das Haarwasser täglich in die Kopfhaut einmassieren und nicht ausspülen. Bei den meisten Menschen wächst das Haar nach einer solchen Kur.

Schluss mit unreiner Haut

Da ist man nicht mehr in der Pubertät und denkt, dass die Haut langsam mal besser werden sollte, doch immer noch schleichen sich einige Pickel ein oder hier und da einmal ein Mitesser. Sie haben es sicher auch schon einmal erlebt und dann sitzen Sie tagelang damit herum und die Produkte, welche auch noch speziell dagegen helfen sollten, diese fiesen Dinger innerhalb kürzester Zeit wieder wegzubekommen, halten auch nicht das, was sie versprechen. Das kann manchmal schon sehr frustrierend sein, doch auch dafür gibt es natürliche Wege und Mittel. Sie werden sehen, dass diese sogar besser sind als konventionelle Produkte, da Sie sich keinerlei Mikroplastik oder tierische Abfälle in das Gesicht schmieren.

Das Dampfbad mit Kamille – alt, aber bewährt!

<u>Zutaten und Geräte:</u>

2 Päckchen Kamillentee oder ein paar Kamillenblüten

Ein Kochtopf mit Wasser

Eine hitzebeständige Schale

Zubereitung:

1. Bringen Sie zunächst das Wasser zum Kochen und gießen Sie es anschließend über die Beutel mit dem Kamillentee oder über die Blüten.

2. Nun lassen Sie das Ganze für ungefähr 10 Minuten ziehen.

3. Sind die 10 Minuten um, können Sie sich so lange, wie Sie es aufgrund der Hitze aushalten, mit dem Gesicht über das Dampfbad lehnen und ein Handtuch über den Kopf legen, sodass der Dampf gesammelt wird und Ihnen ins Gesicht zieht. Dabei werden sich Hautschuppen lösen und die Poren öffnen sich. Ganz wichtig ist es, das Gesicht anschließend richtig zu pflegen. Dies können Sie mit einer selbstgemachten Bananenmaske tun.

Die Bananenmaske

Zutaten und Geräte:

1 gestampfte Banane

1 EL gemahlene Mandeln

1 EL Agavendicksaft als vegane Honigalternative

Ein Topf oder eine Schüssel

Zubereitung:

Füllen Sie alle Zutaten in einen Topf oder in eine Schüssel, rühren Sie diese gut um und tragen Sie die Maske anschließend auf Ihr Gesicht auf. Lassen Sie das Ganze 15 bis 20 Minuten auf Ihrer Haut einwirken und spülen Sie es danach mit lauwarmem Wasser ab. Fertig ist Ihre persönliche Kur fürs Gesicht!

Gesichtswasser selbst herstellen – gegen unreine Haut

Zutaten und Geräte:

30 Milliliter destilliertes Wasser, Blumenwasser oder abgekochtes Wasser

30 Milliliter Apfelessig

3 Tropfen Teebaumöl

Ein Aufbewahrungsgefäß, am besten eignet sich eine Sprühflasche

Zubereitung:

Füllen Sie alle Zutaten in Ihr Aufbewahrungsgefäß, setzen Sie den Deckel darauf und schütteln Sie es.

Fertig ist Ihr Gesichtswasser!

Reinigungsöl aus verschiedenen Superölen

Zutaten und Geräte:

Eine Flasche mit Pipette

5 Tropfen Lavendelöl

5 Tropfen Teebaumöl

40 Milliliter Rizinusöl

60 Milliliter Jojobaöl

Zubereitung:

1. Zuerst füllen Sie das Rizinusöl in die Flasche, anschließend das Jojobaöl.

2. Als Nächstes tropfen Sie das Teebaumöl sowie das Lavendelöl hinein, verschließen die Flasche, schütteln sie und schon können Sie Ihr Reinigungsöl verwenden!

Das Frauenmantel-Schönheitswasser

Zutaten:

3 TL frische Blüten und Blätter des Frauenmantels

1 Tasse Wasser

Zubereitung:

1. Übergießen Sie die Blüten mit heißem Wasser und lassen Sie diese 15 Minuten ziehen.

2. Danach seihen Sie den Sud ab.

3. Wenn der Sud auf Körpertemperatur abgekühlt ist, tränken Sie eine Augenkompresse oder ein Baumwolltuch darin und legen es auf Ihr Gesicht.

4. Lassen sie es auf Ihrem Gesicht liegen solange die Kompresse warm ist.

Dieses Schönheitswasser hilft bei großporiger Haut und Akne und wirkt dem Alterungsprozess entgegen.

Schöne Lippen sind wie ein schöner Rücken – sie können entzücken

Auch Lippenpflege lässt sich aus natürlichen Rohstoffen ganz einfach selbst machen. Ein Grundrezept dafür finden sie hier:

Zutaten und Geräte für fünf kleine Dosen:

20 Gramm Kokosöl

20 Gramm Sheabutter

20 Gramm Kakaobutter

Zwei bis drei Tropfen eines ätherischen Öles Ihrer Wahl

Hilfsmittel:

Kleine Dosen zur Aufbewahrung

Wasser

Ein Topf zum Kochen

Ein Glas

Ein Stab oder ein Löffel zum Umrühren

Zubereitung:

1. Erhitzen Sie zunächst Wasser in einem Topf. Wählen Sie dabei so viel Wasser, dass Sie ein Wasserbad schaffen können.

2. Nun füllen Sie alle Zutaten in das Glas hinein und stellen es anschließend in das Wasserbad, damit die Zutaten erhitzt werden.

3. Rühren Sie alle Zutaten gut um, sodass Sie sich miteinander vermischen und eine gleichmäßige Masse bilden.

4. Ist eine gleichmäßige Masse entstanden, so können Sie das Glas aus dem Wasserbad nehmen und alle Zutaten in die bereitgestellten Dosen abfüllen.

5. Als Nächstes stellen Sie die Dosen mit dem fertigen Lippenbalsam in den Kühlschrank, damit es aushärten kann.

6. Ist Ihr selbstgemachtes Lippenbalsam härter geworden und nicht mehr so verflüssigt, können Sie es wieder aus dem Kühlschrank entnehmen und nun benutzen!

Sie müssen das Balsam nicht kühl aufbewahren, es reicht, wenn Sie dies bei Zimmertemperatur lagern.

Ein Alleskönner – Das Hagebuttenöl

Das Hagebuttenöl glättet nicht nur die Haut, sondern macht sie auch noch zart und lindert Schmerzen bei Rheuma und Arthritis. Herstellen können Sie es ganz einfach.

Zutaten:

2 EL getrocknete und pulverisierte Hagebutten

Natron

Zubereitung:

1. Vermischen und erwärmen Sie 2 Esslöffel pulverisierte getrocknete Hagebutten und 1 Glas Olivenöl im Wasserbad bei geringer Hitze für 20 Minuten.

2. Lassen Sie die Mischung abkühlen und stellen Sie es in einem geschlossenen Glas für 14 Tage an einen dunklen Ort.

3. Machen Sie vor jeder Anwendung des Öls für 15–20 Minuten ein Handbad aus einer Mischung von 1 Esslöffel Natron und 1 Liter heißem Wasser machen.

4. Nun können Sie das Öl in die Hände einreiben.

Ein natürlicher Sonnenschutz – Die Lavendel-Sheabutter-Schutzcreme

Diese Creme blockt Sonnenstrahlen und schützt Sie effektiv vor Hautalterung.

Zutaten:
2 Gramm (je nach Sonnenschutzfaktor) Sofitix (aus der Apotheke)
40 ml Sesamöl
5 Tropfen ätherisches Lavendelöl
15 Gramm Sheabutter
25 ml Wasser

Geräte:
Topf
Thermometer
Kleine Gläschen

Zubereitung:
1. Benetzen Sie das Sofitix in einem Topf gut mit dem Sesamöl.
2. Nun erwärmen Sie dies und lassen Sie die Sheabutter darin schmelzen.
3. Geben Sie Wasser dazu (Achtung, Temperatur soll

annähernd so sein, wie die des Fettes) und rühren Sie kräftig.

4. Zu guter Letzt können Sie das Gemisch mit Lavendelöl beduften.
5. Füllen Sie es in Gläschen ab und stellen Sie es kühl.

Für alle Lavendelliebhaber

Der Lavendel-Essig

Verdünnter Lavendel-Essig kann gut als Haarspülung verwendet werden. Er wirkt stärkend und fördert die Durchblutung.

Zutaten:

Bio-Apfelessig

Wenige Tropfen ätherisches Lavendelöl

Zubereitung:

1. Vermischen Sie den Bio-Apfelessig mit wenigen Tropfen ätherischem Lavendelöl.

2. Verdünnen Sie das Gemisch mit Wasser.

3. Tragen Sie den Essig mit einem Wattebausch auf die Haut auf.

Mischverhältnisse:

» bei normaler Haut: Essig und Wasser 1:1

» bei sensibler Haut: Essig und Wasser 1:5

» bei fettiger Haut: Essig und Wasser 2:1

Das Lavendel-Öl gegen Zecken

Dieses Öl gilt, ebenso wie Nelkenöl, als ein natürliches Hilfsmittel gegen Zecken. Vor dem Spaziergang durch Wiese oder Wald sollten Sie sich ein paar Tropfen des jeweiligen ätherischen Öls auf Schuhe und Socken träufeln. So kann man das Risiko minimieren, dass sich die Zecken angezogen fühlen, denn der Geruch dieser Öle ist für die Tierchen unangenehm. Kommt es trotzdem zu einem Biss, lässt sich mit dem antiseptischen Lavendelöl die betroffene Stelle auch desinfizieren.

Zutaten:

Leicht zerriebene Lavendelblüten

200 ml Distel-, Mandel- oder Olivenöl

Zubereitung:

1. Füllen Sie einen Esslöffel frischer oder getrockneter, leicht zerriebener Lavendelblüten in ein verschließbares Glasgefäß.

2. Füllen Sie es mit 200 Millilitern Öl Ihrer Wahl auf (beziehen Sie sich dazu auf die Öle aus den Zutaten). Verwenden Sie am besten ein duftneutrales Öl, damit das Lavendelaroma optimal zur Geltung kommt.

4. Schon ist Ihr Lavendelöl fertig und bereit zum Einsatz.

Der Lavendel gegen Motten

Eine weitere gute Eigenschaft des Lavendels ist, dass er die Motten fernhält und die Melisse in folgendem Gemisch lässt deine Kleidung frisch und sommerlich duften.

Zutaten:

Lavendelblüten

2-3 Tropfen Melissenöl

Schüssel

Zubereitung:

1. Geben Sie Lavendelblüten in eine Schüssel.

2. Geben Sie 2-3 Tropfen Melissenöl dazu.

3. Stellen Sie die offene Schüssel in Ihren Kleiderschrank.

Die duftende Hautpflegesalbe

Zutaten:

2 EL Bio-Kokosöl

2 Gewürznelken

1 winziges Stück Zimtrinde

Filter: wahlweise Kaffeefilter, Teefilter …

1 EL Ringelblumen-Blütenblättchen frisch oder 2 TL getrocknet

1 TL Lavendelblüten

½ Sternanis

Geräte:

Abfüllbehälter

Thermometer

Topf

Zubereitung:

1. Bringen Sie das Kokosöl zum Schmelzen, aber achten Sie dabei darauf es nicht allzu heiß werden zu lassen.

2. Wenn das Kokosöl geschmolzen ist, rühren Sie die frischen oder getrockneten Blütenblättchen der Ringelblume, die frischen oder getrockneten Blütenblättchen des Lavendel und die Gewürze hinein.

3. Die Mischung stellen Sie im Anschluss wieder auf die Herdplatte.

4. Achten Sie darauf auch hier die Temperatur nicht über 45 Grad steigen zu lassen, denn die hautpflegenden Stoffe sollen möglichst erhalten bleiben.

5. Nun lassen Sie die Mischung zugedeckt, aber unter gelegentlichem Umrühren circa 30 Minuten leicht vor sich hin simmern.

6. Nach Beendigung der Auszugszeit lassen Sie das Gefäß samt Inhalt auf der ausgeschalteten Herdplatte stehen und abkühlen.

7. Über einen Tee- oder Kaffeefilter trennen Sie nun die festen Stoffe ab.

8. Bevor das Fett fest wird, leeren Sie die duftende Salbe in offene Döschen und verschließen diese.

9. Die ungeöffnete Salbe ist nun ein ganzes Jahr lang haltbar.

Melissenspray: Halten Sie Insekten auf Distanz

Das Spray kühlt die Haut im Sommer beim Aufsprühen und hält speziell an Sommerabenden die Insekten auf Distanz.

Zutaten:

Frische oder getrocknete Melissenblätter

Ätherisches Melissenöl

Wasser

Salz

Hilfsmittel:

Sprühflasche

Zubereitung:

1. Brühen Sie einige frische oder getrocknete Melissenblätter zu einem Tee auf.

2. Lassen Sie den Sud gut abkühlen.

3. Fügen Sie 1–2 Teelöffel Melissenöl auf 100 ml Flüssigkeit und etwas Salz als Emulgator hinzu

4. Nun schütteln Sie das Gemisch gut durch, dass sich alles gut verteilt und füllen Sie es in Flaschen.

Zu guter Letzt – Die Seife

Um Seife herzustellen, benötigen Sie am besten immer Kernseife. Damit können Sie viele verschiedene Arten selbst machen.

Orangen-, Zitronen- oder Bergamottenseife

Zutaten und Geräte:

250 Gramm Kernseife, Naturseife

Ätherisches Bioorangen-, Zitronen- oder Bergamottenöl

1-2 EL Olivenöl

Falls Ihnen wichtig ist, dass Ihre Seife farbig wird, so können Sie Seifenfarbe hinzufügen

Wasser

Ein Glas oder eine Tasse

Eine eingefettete Kastenform, die die Größe Ihrer Seife haben soll

Zubereitung:

1. Als Erstes müssen Sie die Kernseife raspeln und in einen Topf mit einem Glas oder einer Tasse voll Wasser erhitzen, bis sich eine teigartige Masse bildet, die nicht zu flüssig, aber auch nicht zu fest sein sollte.

2. Gießen Sie nun das ätherische Öl, welches Sie ausgewählt haben, sowie das Olivenöl dazu und kneten Sie alles noch einmal ordentlich durch.

3. Nun füllen Sie die Masse in Ihre eingefettete Kastenform und lassen diese für zwei bis drei Tage trocknen. Dann können Sie die Seife verwenden!

Ebenfalls gut für unreine Haut – Die Peelingseife

Zutaten und Geräte:

250 Gramm Kernseife

2 EL Kokosmilch

50 Gramm Kokosöl oder Kokoscreme

3 EL körnige Haferflocken oder Meersalz

Wasser

Ein Glas oder eine Tasse

Eine eingefettete Kastenform

Zubereitung:

1. Dieser Schritt deckt sich mit dem ersten Schritt der Orangen-, Zitronen-, oder Bergamottenseife.

2. Geben Sie nun nacheinander Kokosmilch, Kokosöl oder Kokoscreme und Haferflocken oder Meersalz hinzu und kneten Sie diese Masse gut durch.

3. Füllen Sie als Letztes die Seife in eine Kastenform und lassen Sie diese zwei bis drei Tage stehen, damit sie trocknen kann.

DER MAKE-UP-GUIDE

Um Make-Up herzustellen, brauchen Sie einiges an Grundlagenwissen, damit Ihnen dies gelingt, und es lässt sich empfehlen, zuerst einmal mit der Kosmetik zu beginnen und sich danach am Make-Up zu versuchen, denn je nach Hauttyp und Vorlieben an Farben ist dies ein wenig schwieriger als die restlichen Kosmetika. Zuerst einmal ist es wichtig, zu wissen, dass Sie bei der Herstellung von veganem selbstgemachtem Make-Up mit verschiedenen Pigmenten arbeiten müssen, die für die Farbe und für Glitzer nötig sind.

Bevor Sie sich Mineralpigmente kaufen, sollten Sie darauf achten, dass diese nicht in Nanogröße sind, denn mit diesen lässt sich nicht so gut arbeiten, wie mit größeren Pigmenten. Es gibt zwei verschiedene Arten von Mineralpigmenten, die jeweils für etwas anderes verwendet werden. Man unterscheidet zwischen Perlglanzpigmenten und Mattpigmenten. Perlglanzpigmente sorgen für den Glitzer im Make-Up. Sie sind zuvor noch matte Pigmente, werden dann aber mit Eisenoxid und Titandioxid überzogen, sodass ein Glanz entsteht. Sollten Sie Make-Up selbst machen wollen, so müssen Sie nicht nur darauf achten, dass Sie keine Nanopigmente verwenden, sondern auch, dass die Pigmente mit der Empfehlung für die Verwendung bei Kosmetika ausgeschrieben werden. Am besten ist es für Sie, kaum oder wenig Make-Up zu tragen und Ihre Haut lieber mit Ölen und selbstgemachter Kosmetik zu reinigen und zu pflegen, als Hautunreinheiten zu überdecken.

Zudem ist es wichtig, dass Sie nicht allzu oft auf Make-Up mit Mineralpigmenten zurückgreifen, denn auch diese können sich durch die beinhalteten Schwermetalle nach einiger Zeit etwas schädlich auf die Haut auswirken, sind dennoch immer noch besser als konventionell hergestelltes Make-Up, welches mit Mikroplastik gefüllt ist und womöglich noch an Tieren getestet wurde. Natürlich schön lautet die Devise und dies gelingt vielmehr durch wenig Make-Up oder eine seltenere Anwendung und eine häufigere Anwendung von Naturkosmetika.

Um Make-Up herzustellen, benötigen Sie zudem noch einige Utensilien, die Sie für die restlichen Kosmetika nicht gebraucht haben. Zu diesen zählen ein Druckverschlussbeutel, eine Präzisionswaage, ein Spatel oder Mörser (Sie können alternativ auch einen Löffel benutzen) und natürlich ein Gefäß zur Aufbewahrung des fertigen Make-Ups.

Bevor Sie beginnen, sich an den Rezepten zu probieren, sollten Sie Ihren Farbtyp genau kennen, da Sie sonst Make-Up mit falscher Farbe herstellen und die ganze Mühe umsonst war. Sollte dies dennoch einmal passieren oder können Sie Ihren Typ nicht genau zuordnen beziehungsweise einschätzen, so lässt sich das Make-Up immer noch an Freunde verschenken. Generell teilt man die Hauttypen nach den Jahreszeiten ein. So gibt es eben den Frühling, den Sommer, den Herbst und den Winter. Alle unterscheiden sich ein wenig und sind eigentlich relativ leicht zu erkennen. Der Sommer sowie der Winter zählen zu den kühleren Farbtypen.

Der Herbst und der Frühling sind den wärmeren Farbtypen zuzuordnen. Als Erstes müssen Sie diesen bestimmen. Dies lässt sich an Ihrem Hautton im Gesicht und an Ihrer Haarfarbe feststellen. So sind die kühleren Typen im Gesicht eher bläulich-rosa und die Haare haben eine Asch-Nuance. Der wärmere Typ ist durch einen rötlichen oder goldigen Teint gekennzeichnet. Auch das Haar enthält einen Goldstich oder einen orangenen Teint. Gehören Sie zum kühleren Farbtyp, wie fast 90 Prozent der europäischen Bevölkerung, so bietet es sich an, Ihren Ton mit einem roten Stich zu unterstreichen. Zählen Sie aber zu dem wärmeren Farbtyp, so setzen Sie mit Gelb mehr Akzente in Ihrem Gesicht.

Für alle Rezepte sollten Sie die zuvor genannten Geräte

parat haben. Die Zubereitung läuft jedes Mal nach demselben Prinzip ab und steht am Ende aller Rezepte.

Mix des Hauttons für den kühleren Farbtyp

Zutaten für ein Puder, bestehend aus verschiedenen Mineralpigmenten:

1 Gramm Dunkelbraun (CI 77491/77499)

1 Prise Rot (CI12490 oder CI 77491)

0,7 Gramm Ocker (CI 77492)

14 Gramm Titandioxid (CI 77891)

Neutrales Puder

Zutaten:

5 Gramm des Hauttonmixes für den kühleren Hauttyp

2 Gramm Speisestärke

Rouge

Zutaten:

1 Prise Blau (CI 77007)

12 Gramm Speisestärke

0,5 Gramm Rot (CI 12490 oder CI 77491)

0,1 Gramm Seidenweiß (CI 77019)

Concealer-Puder grün

Zutaten:

4 Gramm Hauttonmix für den kühleren Hauttyp

0,2 Gramm Grün (CI 77288)

1,27 Gramm Titandioxid (CI 77891)

Concealer-Puder gelb

Zutaten:

4 Gramm Hauttonmix des kühleren Hauttons

0,2 Gramm Ocker (CI 77492)

1,27 Gramm Titandioxid (CI 77891)

Zubereitung aller Make-Ups

Geben Sie alle Zutaten des jeweiligen Make-Ups, welches Sie herstellen wollen, in einen Druckverschlussbeutel und schütteln Sie diesen gut durch. Achten Sie zuvor auf eine ausreichende Hygiene und Sauberkeit beim Herstellen und darauf, dass Sie alles mit einer Präzisionswaage gut abmessen. Zum Schluss geben Sie alles in Ihre Aufbewahrungsgefäße und nun können Sie mit Kosmetikpinseln Ihr selbstgemachtes Make-Up auftragen!

Deckendes Make-Up auch für den wärmeren Hauttyp

Sind Sie der wärmere Hauttyp, so können Sie mit diesem Rezept ein deckendes Make-Up selbst herstellen. Als Basis dafür stellen Sie als Erstes eine sogenannte Pigmentpaste her.

Zutaten und Geräte zur Herstellung der Pigmentpaste:

5 Gramm Jojobaöl

5 Gramm Ceralan

2 Gramm Fluidlecithin

2 bis 3 Gramm Titanoxid

2 bis 3 Gramm Pigmentmischung A und B

Ein Glasbehältnis oder ein Topf

Eine Waage zum Abmessen

Zubereitung:

1. Geben Sie zuerst das Ceralan und das Fluidlecithin in das Glas oder in den Topf und erhitzen Sie es bzw. diesen, sodass sich die Zutaten auflösen.

2. Fügen Sie als Nächstes die Pigmentmischung hinzu und danach das Jojobaöl. Mischen Sie anschließend alles gut durch.

Durch einen Milchaufschäumer können Sie eine geeignete homogene Masse herstellen.

Zutaten und Geräte zur Herstellung des deckenden Make-Ups:

10 Gramm Jojobaöl

4 Gramm Calendulaöl

5 Gramm Emulsan

4 Gramm Cetylalkohol

2 Messlöffel Maisstärke

10 Gramm Pigmentpaste

60 Gramm abgekochtes Wasser

½ Messliter D-Panthenol

Ein Topf zum Abkochen und ein Glas oder ein Topf für die restlichen Zutaten

Ein Thermometer

Ein Aufbewahrungsgefäß

Zubereitung:

1. Gießen Sie das Calendulaöl in einen Topf und lösen Sie in dem Öl den Cetylalkohol auf.

2. Mischen Sie nun die Pigmentpaste und das Emulsan unter und vermengen Sie alles gut.

3. Als Nächstes erhitzen Sie das Wasser auf 65 Grad. Dann gießen Sie das Wasser in den Topf mit den restlichen Zutaten.

4. Lassen Sie alles ein wenig abkühlen, sodass es lauwarm ist, fügen Sie dann die restlichen Zutaten hinzu und verrühren Sie alles gut miteinander.

5. Als Letztes füllen Sie alles in das Aufbewahrungsgefäß ab und nun können Sie es auch schon verwenden.

BONUS – DIESE INHALTSSTOFFE STEHEN FÜR TIERISCHE PRODUKTE

Um Ihnen noch ein paar Einblicke in tierische Stoffe – und wie man diese umgehen kann – mit auf den Weg zu geben, finden Sie in diesem Kapitel häufig von der Kosmetikindustrie verwendete tierische Inhaltsstoffe, auf welche Sie beim Kauf von Kosmetika achten sollten und gegebenenfalls für das Produkt dann eine Alternative finden, wie zum Beispiel durch die selbstgemachte Naturkosmetik oder die veganen Stoffe, die die tierischen ersetzen können.

Chitin/Chitosan kennen Sie womöglich noch aus der Schule aus dem Biologieunterricht. Denn dort haben Sie gelernt, dass Käfer meist einen aus Chitin bestehenden Panzer mit sich tragen. Und genau daraus entnimmt die Kosmetikindustrie oftmals die Verdickungs- und Feuchthaltemittel, die beispielsweise in Haarfestigern zu finden sind. Die veganen Ausweichmöglichkeiten hierfür sind Agar-Agar, Xanthan oder Johannisbrotkernmehl.

Cholesterol kann beides sein – sowohl eine veganer als auch ein tierischer Inhaltsstoff. Denn der Stoff wird entweder aus tierischen Fetten gewonnen oder in der veganen Version durch pflanzliche Sterole, wie zum Beispiel Soja, ersetzt. Das Cholesterol wird oft in Shampoos und Augencremes verwendet. In jedem Fall sollten Sie sichergehen, dass sich in dem Produkt die vegane Variante befindet.

Cystin wird aus Keratin hergestellt. Dieses Keratin befindet sich in Haaren und Hörnern von Säugetieren. Das Produkt Cystin wird dann für Salben und Haarprodukte verwendet. Doch auch hierfür gibt es vegane Alternativen, wie zum Beispiel Sonnenblumenkerne, Weizen-Vollkornmehl, Walnüsse, Mais-Vollkornmehl, ungeschälter Reis, getrocknete Erbsen oder getrocknete Sojabohnen.

Elastin ist ein Protein, das aus der Nackensehne von Rindern entnommen wird und wie der Name schon sagt etwas mit „Elastizität" zu tun hat. Deshalb wird der Stoff aufgrund seiner straffenden Wirkung oft in Cremes verwendet, die den Alterungsprozessen vorbeugen sollen. Pflanzliche Alternativen hierfür bieten Eiweiße aus Soja oder Weizen.

Guanin ist – wer hätte das gedacht – ein Effektivpigment, welches aus Fischschuppen gewonnen wird und daraufhin Anwendung in der dekorativen Kosmetik findet. Hierzu zählen beispielsweise Nagellacke oder Lidschatten. Auch hierfür gibt es eine vegane Alternative namens Mica

(Glimmer).

Gelée Royal hört sich zwar qualitativ sehr hochwertig an, aber auch nur für den Menschen. Denn der Stoff ist ein Drüsensekret der Bienen und hat einen glättenden Effekt, weshalb es häufig in Gesichts- und Augencremes, Körperlotionen oder Haarspülungen zu finden ist. Denselben Effekt erzielt man durch Aloe Vera oder Beinwell, welche beide pflanzliche Produkte sind.

Karmin/Chochenille/CI 75470 ist ein rotes Pigment, dass für rotfarbene Lippenstifte und Nagellacke benutzt wird. Doch beim Kauf von solchen Kosmetika achtet man meist nicht darauf, dass für eine Menge von circa 450 Gramm Karmin ganze 70.000 Cochenille-Schildläuse sterben müssen. Die Läuse werden bei lebendigem Leib getrocknet und im Anschluss gekocht. Um dieses Tierleid zu vermeiden, kann man ganz einfach auf Rote Beete oder Sanddorn zurückgreifen, welche die selbe rote Farbe abgeben.

Kollagen ist ein Protein und wird aus Tiergewebe gewonnen. Verwendung findet es dann in Anti-Aging-Cremes, um den Alterungsprozess der Haut zu verlangsamen. Dies kann man in der veganen Kosmetik beispielsweise ersetzen durch Phytokollagen aus Algen.

FAZIT

Kosmetik ist und bleibt ein wunderbares, vielfältiges Thema, welches einfach immer viel Spaß macht und immer wieder zum Experimentieren und zum Probieren anregt. Da die konventionelle Kosmetik zwar immer strengeren Standards folgt, es aber dennoch viele Verstöße oder das Umgehen der Gesetze gibt, ist es für Ihre Haut, Ihre Haare und Ihre Schönheit besser, auf Naturkosmetik zu setzen, die am besten noch selbstgemacht ist.

Viele Tiere leiden darunter, dass an Ihnen Inhaltsstoffe oder ganze Produkte getestet werden, und dies können Sie meist gar nicht nachvollziehen, weil einiges nicht gekennzeichnet werden muss. Daher ist es ratsam, seine eigenen Produkte herzustellen und so dem Körper etwas Gutes zu tun. Zudem können Sie die Rezepturen genau auf Sie persönlich abstimmen. Für Natur und Umwelt sowie für das Tierwohl können wir uns nur gemeinsam einsetzen und etwas unternehmen. Es zählt aber eben auch das Verhalten jedes einzelnen.

In diesem Sinne – lassen Sie uns den Spruch „Wer

schön sein will, muss leiden“ überholen und umwandeln in: „Wer schön sein will, sollte auch andere nicht leiden lassen!“

Haftungsausschluss

Die Umsetzung aller enthaltenen Informationen, Anleitungen und Strategien dieses Buchs erfolgt auf eigenes Risiko. Für etwaige Schäden jeglicher Art kann der Autor aus keinem Rechtsgrund eine Haftung übernehmen. Für Schäden materieller oder ideeller Art, die durch die Nutzung oder Nichtnutzung der Informationen bzw. durch die Nutzung fehlerhafter und/oder unvollständiger Informationen verursacht wurden, sind Haftungsansprüche gegen den Autor grundsätzlich ausgeschlossen. Ausgeschlossen sind daher auch jegliche Rechts- und Schadensersatzansprüche. Dieses Werk wurde mit größter Sorgfalt nach bestem Wissen und Gewissen erarbeitet und niedergeschrieben. Für die Aktualität, Vollständigkeit und Qualität der Informationen übernimmt der Autor jedoch keinerlei Gewähr. Auch können Druckfehler und Falschinformationen nicht vollständig ausgeschlossen werden. Für fehlerhafte Angaben vom Autor kann keine juristische Verantwortung sowie Haftung in irgendeiner Form übernommen werden.

Urheberrecht

Impressum:

1. Auflage

Kontakt: Lena Gierl, Eichendorfer Str. 42, 94428 Eichendorrf

Printed in Poland
by Amazon Fulfillment
Poland Sp. z o.o., Wrocław

66031315R00060